SOCIÉTÉ UNIVERSELLE D'ÉTUDES PSYCHIQUES
Section de Paris
PRÉSIDENCE DE M. CAMILLE FLAMMARION

Contribution à l'étude des
Correspondances croisées
(DOCUMENTS NOUVEAUX)

CONFÉRENCE FAITE PAR

Le Docteur Gustave GELEY
Ancien Interne des Hôpitaux de Lyon - Lauréat de la Faculté de Médecine

LE SAMEDI 20 DÉCEMBRE 1913

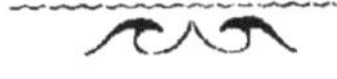

PARIS
IMPRIMERIE E. ROUSSEL
20, rue Gerbert, 20
1914

Contribution à l'étude des

Correspondances croisées

SOCIÉTÉ UNIVERSELLE D'ÉTUDES PSYCHIQUES

Section de Paris

PRÉSIDENCE DE M. CAMILLE FLAMMARION

Contribution à l'étude des

Correspondances croisées

(DOCUMENTS NOUVEAUX)

CONFÉRENCE FAITE PAR

Le Docteur Gustave GELEY

Ancien Interne des Hôpitaux de Lyon - Lauréat de la Faculté de Médecine

LE SAMEDI 20 DÉCEMBRE 1913

PARIS

IMPRIMERIE E. ROUSSEL

20, rue Gerbert, 20

1914

SOCIÉTÉ UNIVERSELLE D'ÉTUDES PSYCHIQUES
Section de Paris
PRÉSIDENCE DE M. CAMILLE FLAMMARION

Contribution à l'étude des Correspondances croisées

Documents nouveaux

(La séance est ouverte à 9 heures)

M. Camille FLAMMARION, président. — Je n'ai pas à vous présenter M. le Docteur Geley. Il est connu depuis longtemps par ses œuvres dans l'ordre des sciences psychiques et vous êtes tous au courant de ses travaux anciens ou nouveaux. Un de ceux qui m'ont le plus frappé est celui relatif à la non-existence du temps. Le temps existe-t-il ? Qu'est-ce que le passé ? Qu'est-ce que l'avenir ? Problème et mystère !

M. le Docteur Geley vous a un jour fait connaître un cas extraordinaire de prémonition ou de prédiction de l'avenir. C'était le jour de l'élection de M. Casimir Périer à la présidence de la République. M. Geley était alors étudiant à Lyon ; il se trouvait avec ses camarades préparant un examen. Tout d'un coup, l'un d'eux est frappé d'une idée qui l'obsède et qui l'empêche de travailler. Cette idée est celle-ci : M. Casimir Périer est élu Président de la République par 451 voix. Or, ce jeune homme ne s'occupait pas de politique ; il fut lui-même très surpris de cette voix intérieure qui lui annonçait un fait semblable. Il en parla à ses amis qui lui répondirent : « De quoi t'occupes-tu là ? Tu ne fais pas de politique ! ». Ceci se passait le matin vers 9 ou 10 heures. La journée s'écoula ; les étudiants étaient réunis, à trois heures de l'après-midi, dans un café, pensant aux examens qu'ils étaient en train de subir, quand ils entendent au dehors un camelot vendeur de journaux crier : « Casimir Périer élu président de la République par 451 voix ».

Ainsi cet étudiant avait annoncé le matin un fait qui n'existait pas encore et que même personne ne pouvait prévoir, puisque le matin, à 9 heures, le Congrès n'était pas encore réuni et que Casimir Périer n'était même pas candidat. C'est là un des faits les plus extraordinaires de prémonition que je connaisse, et M. le Docteur Geley est associé à ce fait remarquable.

Mais je ne veux pas retarder plus longtemps le plaisir que vous aurez à l'entendre et je lui donne la parole. (*Applaudissements.*)

M. le Docteur Geley. — Je remercie infiniment M. Flammarion des paroles si aimables pour moi qu'il vient de prononcer. J'en suis d'autant plus flatté que j'ai toujours eu pour sa personne et pour son génie une véritable vénération. Comme savant, comme penseur, comme philosophe, M. Flammarion a joué un rôle prépondérant, un rôle unique dans l'évolution de la pensée contemporaine. (*Applaudissements.*) Je suis donc très honoré de le voir ce soir présider ma modeste conférence et je le prie d'agréer l'expression de toute ma reconnaissance.

Conférence de M. le Docteur GELEY

Mesdames, Messieurs,

Les documents inédits que je vais avoir l'honneur de soumettre à votre appréciation sont des observations de correspondances croisées. Ils ont été obtenus, d'une manière inattendue et spontanée, dans le courant de l'été dernier.

Par l'idée théorique et philosophique qui semble les avoir inspirés, ces documents présentent une évidente anologie avec les faits de « cross correspondence » recueillis par les psychistes anglo-américains. Ils en diffèrent profondément, toutefois, par la réalisation pratique. Au lieu de plusieurs gros volumes, ils ne forment qu'un tout petit recueil ; mais ce recueil, qui n'est d'ailleurs qu'un commencement, est d'une netteté et d'une clarté qui contrastent étrangement avec l'obscurité des récits auxquels nous étions habitués.

Il y a, entre les cas très simples dont je vais vous entretenir et les observations touffues de la « Society for psychical research » l'abîme psychologique qui sépare l'esprit septentrional de l'esprit français : le premier se complaisant volontiers aux recherches compliquées, aux symboles mystérieux, aux raisonnements subtils ; le second avide avant tout de précision et de clarté.

Il me semble indispensable, tout d'abord, de rappeler brièvement ce que sont les correspondances croisées et quels résultats elles ont donnés jusqu'à présent.

Ce mode de phénomènes a pris naissance, en Angleterre, après la mort de Myers. Les amis et les disciples de l'illustre métapsychiste ont été naturellement portés à rechercher et à trouver, dans ce nouveau genre de communications médianimiques, l'influence posthume de leur maître.

L'idée philosophique qui a inspiré les correspondances croisées ou dont elles se réclament est la suivante : éliminer, dans la mesure du possible, l'hypothèse télépathique comme explication des connaissances inattendues qui apparaissent dans les messages automatiques des médiums.

Dans ce but, les messages, au lieu d'être transmis intégralement à un seul médium, le sont par fragments à divers médiums, éloignés les uns des autres, n'ayant pas de rapports entre eux et parfois ne se connaissant pas. Les fragments de messages, isolés, sont plus ou moins incohérents et inintelligibles ; mais, rapprochés les uns des autres, ils forment un ensemble plus ou moins clair et homogène.

On serait dès lors autorisé à conclure que l'intelligence dont ils émanent est autonome et distincte à la fois des médiums et des expérimentateurs, puisque l'initiative des « cross correspondences » ne vient ni des uns ni des autres, et puisque la nature et le contenu des messages leur demeurent une énigme tant qu'ils n'ont pas réussi à en réunir et coordonner les fragments épars ?

L'idée est évidemment ingénieuse et intéressante. Nous discuterons tout à l'heure dans quelle mesure elle réalise le but avéré d'exclure l'hypothèse télépathique. Voyons d'abord ce qu'elle a donné dans la pratique.

Les faits de correspondances croisées recueillis et analysés par les psychistes anglo-américains sont extrêmement nombreux. Pour les connaître, il est nécessaire de compulser des volumes entiers des « proceedings ».

La caractéristique de ces phénomènes est la suivante : ils ne sont jamais simples, ni élémentaires. Les messages représentant les « cross correspondences » forment de véritables rébus métapsychiques. Tantôt ils sont pleins, comme le dit Sir Oliver Lodge, d'obscures allusions classiques, ne pouvant être interprétées que par des érudits ; tantôt ils sont donnés sous une forme symbolique, dont la compréhension, très difficile, peut prêter à équivoque.

Permettez-moi de rappeler simplement à votre souvenir, à titre d'exemple, deux des principaux cas relatés dans les proceedings.

Voici d'abord un cas relativement simple, le cas Forbes. Un médium anglais, Mme Forbes, recevait des communications provenant soi-disant de son fils décédé. Un jour, le communicateur lui annonça sa volonté de chercher un autre médium pour confirmer son identité. Le même jour, en effet, Mme Verrall écrivit un message symbolique dans lequel il était question d'un pin planté dans un jardin. La communication était signée d'une épée et d'un clairon suspendu. Or, cette dernière figure faisait partie de l'écusson du régiment auquel avait appartenu le fils Forbes, et Mme Forbes avait dans son jardin quelques pins provenant de graines envoyées par son fils. Ces faits étaient inconnus de Mme Verrall.

Le cas suivant est beaucoup plus compliqué. Il est dû à la collaboration de trois médiums : Mme Piper, alors à Londres, Mme Holland, alors dans l'Inde, et Mme Verrall, à Cambridge. Les trois messages furent reçus le même jour. Celui de Mme Piper ne contient que ces mots : « Lumière dans l'Ouest », ce qui, isolément, ne veut rien dire. Celui de Mme Holland contient la phrase suivante : « Vous rappelez-vous ce ciel exquis lorsque, pendant le crépuscule, l'orient devient aussi beau et aussi richement coloré que l'occident ? Marthe devient comme Marie et Léah comme Rachel. »

Quant à Mme Verrall, elle écrivit un meesage obscur contenant l'indication que M. Piddington, le psychiste anglais bien connu, saurait le comprendre.

La phrase capitale du message est un passage tronqué d'un poème de Tennyson. En se reportant au passage en question, on trouve les vers suivants, dont l'idée concorde avec l'écrit de Mme Holland :

Rougeur de l'ouest à l'est
Rougeur de l'est à l'ouest
Jusqu'à ce que l'ouest soit l'est
Rougeur jusqu'à l'ouest.

En somme, l'idée essentielle de cette correspondance croisée, si correspondance croisée il y a, est la conception philosophique de l'identification des contraires. Cette idée, au lieu d'être exprimée simplement, l'est d'une manière symbolique et, au lieu d'apparaître à la première lecture, elle doit être devinée d'après des allusions littéraires au Dante et à Tennyson.

Les documents de ce genre, réunis par la Société d'études psychiques anglaise, sont tous du même ordre.

Les conclusions que tirent les psychistes anglo-américains de leurs études sur les correspondances croisées sont les suivantes :

Les « cross correspondences » ne sauraient être attribuées à de simples coïncidences, car elles sont trop nombreuses et leurs rapports trop bien établis, pour ne relever que du hasard. D'autre part, elles révèlent visiblement une intention directrice. Cette intention ressort du texte même du message et, dans quelques cas, d'avis préalables donnés par le communicateur.

Enfin, la télépathie est insuffisante à les expliquer. Il semble logique d'admettre l'action d'une intelligence directrice, indépendante des expérimentateurs et des médiums.

Ces conclusions sont loin d'avoir reçu l'approbation de tous les métapsychistes. Les uns, tout en considérant comme réel le fait des communications croisées, persistent à les expliquer par la télépathie ; les autres vont jusqu'à nier l'existence même du phénomène.

Parmi ces derniers figure au premier rang le Dr Maxwell, l'éminent auteur des « Phénomènes Psychiques ». Le Dr Maxwell a eu la patience d'étudier et d'analyser tous les documents anglo-américains, et il a publié l'an dernier, dans les proceedings, le résultat de ses recherches.

D'après lui, la réalité des « cross correspondences » n'est pas établie. Il considère comme de simples coïncidences les rapports invoqués entre les messages et comme de pures fantaisies les interprétations données des symboles et des allusions obscures.

Les psychistes visés, tels que M. Piddington, Mmes Verrall et Johnson, ont répondu avec habileté. S'ils cèdent au Dr Maxwell sur quelques points de détail, ils persistent néanmoins dans leurs conclusions d'ensemble.

Sans vouloir ni pouvoir prendre parti dans cette

très intéressante controverse, je me permettrai une simple observation : pour qu'un psychiste aussi documenté et en même temps aussi consciencieux et aussi avisé que le Dr Maxwell soit arrivé à dénier toute valeur aux expériences anglaises, il faut bien, pour le moins, que la méthode qui a présidé à ces expériences ait quelque chose de défectueux. C'est, en effet, ce que chacun, même sans études spéciales, est à même de constater.

Si l'authenticité même des correspondances croisées a pu être mise en doute, c'est à cause de leur complication et de leur obscurité.

Mais, répondent les psychistes anglais, cette complication, cette obscurité sont voulues et systématiques. Elles ont pour but d'éliminer mieux les hypothèses d'action télépathique ou d'action psychique subconsciente des médiums. En effet, disent-ils, plus les rapports entre les messages dénotent de subtilité, plus ils offrent de difficultés de compréhension, plus ils impliquent de connaissances étendues et variées, mieux ils imposent la notion d'une intelligence directrice extrinsèque et supérieure.

Ce raisonnement est spécieux. Mais pour offrir une base ferme de discussion, il devrait, avant tout et pour le moins, être appuyé sur quelques expériences élémentaires, simples et précises, mettant hors de doute le phénomène lui-même.

Il est clair que, si ces expériences probantes

existaient, la question mériterait d'être entièrement reprise, et que les discussions d'ordre scientifique et philosophique sur les « cross correspondences » prendraient immédiatement une tournure différente et une plus grande ampleur.

Or, Mesdames et Messieurs, si je me suis permis de faire ce soir appel à votre bienveillante attention, c'est précisément parce que je crois être à même de vous soumettre un certain nombre de faits d'une grande simplicité et d'une netteté absolument indiscutable.

Je dois la connaissance de ces faits à une personnalité bien connue du monde psychique : Madame de W... Ils ont été obtenus tout à fait spontanément sans être cherchés ni désirés.

Les personnes qui figurent dans les expériences que je vais vous exposer sont les suivantes :

D'abord Mme de W... Mme de W... est une spirite convaincue. Mais son enthousiasme ne compromet en rien son esprit critique. Son dévouement et son zèle éclairé pour tout ce qui touche à nos études ne perdent pas une occasion de s'affirmer. Sa contribution actuelle à la question des correspondances croisées mérite, nous le verrons, les remerciements de tous les psychistes, quelle que soit d'ailleurs leur opinion sur la genèse de ces correspondances.

Mme de W..., qui n'est pas médium elle-même, a fait ses expériences avec deux sujets qui désirent n'être pas connus pour des raisons personnelles. Je les désignerai sous les initiales de Mme T... et de Mlle R... Mme T... se trouvait à Paris auprès de Mme de W... Mlle R... était en villégiature au bord de la mer, à Wimereux. Toutes deux sont médiums écrivains. De plus, Mme T... s'est révélée voyante ; nous la verrons décrire avec exactitude des scènes éloignées qu'elle ignorait. Pendant les séances, elle déclare apercevoir les personnalités médianimiques sous forme de « lumières ».

Les personnalités médianimiques sont au nombre de trois : la principale est désignée sous le nom de Roudolphe. Roudolphe est l'initiateur et l'organisateur des phénomènes. Il se dit aidé par une autre personnalité, qui ne joue d'ailleurs qu'un rôle muet et qui est désignée sous le nom de Charles. Enfin une troisième personnalité, appelée Emilie, se manifeste dans un seul cas.

Le récit de Mme de W... est fait d'après des notes très complètes prises à chaque séance. Je vais vous le donner, tel qu'elle me l'a confié, en abrégeant seulement quelques passages superflus des messages. Je respecterai la terminologie spirite, bien qu'elle heurte parfois nos habitudes de penser. C'est ainsi que les personnalités nous parlent çà et là de fluides, de « réseaux fluidiques » établis entre les médiums. On comprend mal, du moins dans l'état actuel de nos connaissances, ce que peut être un réseau fluidique. Mais peu importe ; cette sorte d'explication technique n'a évidemment que la valeur qu'on veut bien lui attribuer. Ce qui est important, par contre, ce sont les faits eux-mêmes. Ce sont les faits seuls que je tâcherai de commenter logiquement.

Voici d'abord le récit de Mme de W... :

EXPÉRIENCES DE WIMEREUX

Le 7 août 1913, mon cher médium, Mlle R..., m'annonce, avant de prendre son crayon, qu'elle va partir pour passer trois semaines au bord de la mer, à Wimereux. Je ne lui cache pas mon chagrin. Nous nous mettons à écrire, et notre ami habituel, Roudolphe, vient nous consoler en disant : « *Il faut, durant ces semaines de solitude, développer Mme T... en vision. Tâchez de lui faire décrire le pays et la maison où sera Mlle R... Celle-ci prendra le crayon à l'heure où vous ferez vos séances obscures et j'irai des unes à l'autre.* » [1]

Je ne dis pas un mot de cette communication à Mme T..., qui ne revoit pas Mlle R..., laquelle part le lendemain matin.

---

(1) Ces séances obscures sont les séances pendant lesquelles je m'efforce d'arriver à voir les lumières de mes deux amis, que Mme T... voit, elle, fort bien. Ces séances avaient lieu le mardi et le vendredi soir, à 10 h. et demie.

(Note de Mme de W...)

Ce même lendemain, 8 août, à dix heures du soir, je me mets en séance obscure, très peu gaie et ne croyant guère à une réussite. Je suis donc fort étonnée quand Mme T... qui, depuis deux ans que nos séances durent, n'avait jamais vu que, quelquefois, les arbres de l'avenue derrière persiennes et rideaux fermés, dit : « Oh ! je vois une maison avec de l'eau devant ». Je lui réponds : « Il n'y a pourtant ni maison, ni eau derrière la fenêtre ». Et elle reprend : « Cette eau, ce n'est pas un canal... c'est plus large que la Seine... c'est la mer ! »

Je lui fais décrire la maison — description vérifiée, ultérieurement, exacte jusque dans ses moindres détails — et tout à coup, elle dit : « Au troisième étage, je vois une dame qui écrit. Oh ! voilà une des deux lumières qui va vers cette maison... » Un instant après, elle ne voit plus rien.

(Cette première séance peut n'être considérée que comme une amorce aux phénomènes qui, dès la séance suivante, vont prendre un grand intérêt. Il est à noter qu'il n'est pas question de correspondances croisées, mais seulement de voyance. De fait, les correspondances croisées vont n'apparaître que plus tard d'une manière absolument imprévue. J'appelle votre attention sur ce fait dont nous verrons tout à l'heure l'importance.

Je reprends le récit de Mme de W...) :

A la séance obscure du 12 août suivant, Mme T..., qui ne sait toujours rien de la communication venue avec Mlle R..., dit tout de suite en commençant : « Il n'y a là qu'une lumière ! » (Jusqu'alors, et depuis deux ans, toujours les deux lumières de mes deux amis étaient venues ensemble.) Puis, elle fait la même description qu'à la séance précédente, voyant de nouveau écrire Mlle R... que, cette fois, elle reconnaît. Mais, soudain, elle est prise d'un accès de toux qui m'agace beaucoup, car cela fait trembler le canapé sur lequel nous sommes assises, et je me dis que tout peut être perturbé par cet incident. La séance, en effet, prend fin par le départ de la lumière présente. Il était, du reste, déjà près de minuit.

Le lendemain, mercredi, dans la journée, je reçois de Wimereux une lettre de Mlle R..., datée du matin, et contenant la communication suivante, écrite par elle pendant notre séance obscure du soir précédent :

« *Me voici, chère amie*, (il s'adresse à moi comme dans nos causeries habituelles) *c'est moi, Roudolphe*.

« *Vous ne vous doutez pas du travail que j'ai fait pour organiser nos séances. Imaginez-vous que votre terre-neuve est devenu une araignée, et qu'il a jeté entre Paris et Wimereux des fils fluidiques pris en partie chez Mme T..., en partie chez Mlle R..., en partie chez Roudolphe. Il a fallu tisser une sorte de réseau qui permette à la personne voyante de se transporter sans boussole et de ne pas s'égarer en suivant d'autres pistes, ce qui arrive souvent dans la double vue, quand on n'a pas, dans l'au-delà, un ami qui a préparé le chemin...* **(Arrêt.)** *Je ne dis pas que, grâce à cette préparation, toutes nos expériences réussiront pleinement, mais nous aurons des chances bien plus nombreuses d'y arriver... Je fais un peu la navette entre vous deux à la fois...* **(Arrêt** assez long.) *Mme T..., ne toussez donc pas comme cela, vous ébranlez le courant !...* **(Arrêt.)** *Rassurez-vous, chère amie, elle n'est pas enrhumée. C'est le poivre de son tiroir. La contagion n'est donc pas à craindre !*

« *Au revoir de l'ami*

« Roudolphe ».

Au reçu de cette lettre, je dis à Mme T..., qui ne sait rien de cette communication : « Etes-vous enrhumée que vous avez tant toussé hier soir ? », Et elle me répond : « Non, mais j'ai déjà eu, dans l'après-midi, chez moi, un accès de toux semblable, après avoir pris dans un tiroir un vêtement d'hiver dont j'ai besoin par ce temps froid, et qui était sous la protection de paquets de poivre ».

Le vendredi 15 août, en commençant la séance obscure, Mme T..., cette fois mise au courant des conventions établies, dit : « Ah ! ce soir, cela ne va pas ! La chambre de Mlle R... est dans le noir. Elle n'écrit pas ! » Je suis ennuyée, mais Mme T... ajoute : « La grande pièce au-dessous de la chambre de Mlle R... est par contre très éclairée et on y bouge beaucoup. Mlle R... est au piano et plusieurs personnes dansent ».

Ceci était très inattendu, Mlle R... ne m'ayant pas prévenue qu'elle ne pourrait se joindre à nous, et je suis anxieuse...

Le dimanche matin arrive une lettre de Mlle R... datée de la veille, qui dit :

« Je n'ai pu hier m'unir à votre séance. A l'occasion
« du 15 août, on avait invité quatre personnes à
« dîner. Je n'ai pu vous prévenir à temps parce que,
« ainsi que cela se pratique dans cette villégiature
« très simple, l'invitation a été faite le matin pour le
« soir. Je pensais être libre à 10 h. et demie, mais,
« après le dîner, plusieurs jeunes gens et jeunes
« filles, qui se promenaient sur la digue, sont
« montés nous dire bonsoir, et, bientôt, on a organisé
« une sauterie. J'ai dû renoncer à être des vôtres, et
« je me suis mise au piano pour faire danser cette
« jeunesse. Quel triomphe si Mme T... avait vu
« quelque chose d'approchant... espérons ! »

Première communication croisée

Au commencement de la séance obscure du 22 août — séance pendant laquelle je m'efforce de voir les lumières de mes amis que je sais être là — Mme T... prend un bloc et un crayon, comme on nous l'avait recommandé, et bientôt elle me dit : « Il me semble qu'on me prend le crayon, mais j'ai la main comme morte ! » Je lui réponds : « Tant mieux » et je n'allume qu'une demi-heure après.

Nous voyons, en effet, quelques lignes d'écriture, mais les deux phrases qui les composent sont tellement incohérentes que, si je n'avais pas lu à la fin de la page : « *Conservez ces lignes soigneusement* », j'aurais tout déchiré et n'y aurais plus pensé.

Le lendemain, part de Wimereux la lettre suivante datée de samedi matin :

« Deux mots seulement pour vous envoyer la com-
« munication d'hier soir. Je suis atrocement fatiguée,
« car je n'ai pas fermé l'œil de la nuit. C'est la pre-
« mière fois, depuis que je suis ici, que pareille chose
« m'arrive, et je me demande si c'est l'essai de Rou-
« dolphe qui en est la cause.

« Pourtant, j'avais très mal à la tête au commen-
« cement de la séance, et il m'a semblé qu'à la fin
« je me sentais dégagée. Mais, ce matin, je suis
« comme vidée...

« Voici la communication de Roudolphe :

« *Me voici, chère amie,* (il s'adresse toujours à Mme de W...)

« *Je vais essayer d'aller et de venir sur mon réseau fluidique et d'écrire tantôt avec Mlle R..., tantôt avec Mme T..., en tirant le fluide de Mlle R... pendant qu'il se produit, et en l'accrochant à celui de Mme T..., pour pouvoir écrire avec elle.*

« *Je suis très satisfait de notre réussite et je dois vous dire que nous nous trouvons, en ce moment, dans des conditions très favorables pour nos expériences.*

« *Mlle R... est dans un milieu complètement.....* (Ici ma main **s'arrête** et j'attends assez longtemps, puis Roudolphe revient :)

......obligations journalières et des difficultés à vaincre. S'il n'en était pas ainsi, je n'aurais pas entrepris ce travail.

Charles nous aide aussi. Son fluide si doux et si calme...... (**Nouvel arrêt** encore assez long. Roudolphe revient :)

......qui pourraient nous faire dérailler.

« *Assez pour ce soir, Mlle R..., je vais rétablir le courant.*

« *Bonsoir aux amies en triangle.*

« ROUDOLPHE. »

Or, les deux phrases de Mme T... étaient :

« *......différent du sien. Les soucis sont laissés de côté, et elle n'a pas, à chaque jour, le rappel si pénible des...* »

« *......isole notre combinaison des courants pernicieux......* »

En intercalant ces deux phrases dans les arrêts de Mlle R..., nous avons :

« *Mlle R... est dans un milieu complètement / différent du sien. Les soucis sont laissés de côté, et elle n'a pas, à chaque jour, le rappel si pénible des / obligations journalières et des difficultés à vaincre. S'il n'en était pas ainsi, je n'aurais pas entrepris ce travail.*

« *Charles nous aide aussi. Son fluide si doux et si*

calme / isole notre combinaison des courants pernicieux / qui pourraient la faire dérailler.

J'ajoute qu'au commencement de cette séance du 22 août, Mme T... m'avait dit : « Mlle R... écrit, mais elle doit avoir bien mal à la tête, car elle passe la main gauche sur son front, et elle a défait ses cheveux ».

On voit, par la lettre du lendemain, que le mal de tête était bien réel, et l'incident des cheveux dénoués a été confirmé plus tard.

Le 26 août, Mme T... annonce que Mlle R... a changé de chambre à Wimereux et qu'elle est installée à écrire, un étage plus haut. Je m'écrie : « Oh ! alors, nous n'aurons rien ! »

Nous n'avons rien, en effet, et Roudolphe ne revient même pas vers nous.

Le lendemain, la communication qu'envoie Mlle R... dit que toutes les forces fluidiques ont été employées à rétablir la toile d'araignée dérangée par le malheureux changement de chambre auquel Mlle R... avait consenti sans y attacher d'importance, et qu'il n'est rien resté pour correspondre avec nous.

Le 2 septembre, dès le commencement de notre séance obscure, Mme T... me dit : « On ne me fait pas écrire, mais je vois des lettres passer comme dans un cinéma. Je vais les copier ».

En relisant, lumière faite, nous trouvons une phrase

sur les bienfaits de l'air natal, sujet bien étranger à nos préoccupations, en lettres toutes séparées les unes des autres : « L ' A I R D U P A Y S N A T A L R E N F O R C E T O U T E S L E S F A C U L T É S , A U S S I B I E N C E L L E S D U C O R P S P H Y S I Q U E Q U E C E L - L E S D U C O R P S A S T R A L . »

Le sujet avait été choisi par Roudolphe parce qu'il s'était demandé pourquoi Mlle R... voyait ses facultés médianimiques renforcées, et qu'il découvrait qu'elle était née dans les environs de Wimereux.

La lettre du lendemain, de Wimereux, contient les feuilles sur lesquelles, au même moment, Mlle R... avait tracé les mêmes lettres, toutes séparées également les unes des autres, formant la même phrase sur l'air du pays natal, sans un mot différent.

Mlle R..., dans les quelques lignes accompagnant ces feuilles, écrit : « Les lettres séparées ont été écrites d'une singulière façon ; on aurait dit que chaque fois qu'on en avait tracé une, le fluide était coupé ».

Avant de commencer ces lettres séparées, Roudolphe avait fait mettre, s'adressant, comme toujours, à nous : « *Allons, Mme T..., venez et tâchez de lire ce que j'écris. Je vais aller très lentement* ».

Le 5 septembre, avant de faire l'obscurité, nous prenons, Mme T... et moi, comme on nous l'avait ordonné, le crayon ensemble (c'est-à-dire nos deux mains superposées, la main gauche de Mme T... sur ma main droite et moi écrivant) et on nous fait mettre : « *Indiquez sur une feuille blanche, par un seul mot, le sujet que vous voulez que j'aille, à l'instant, traiter avec Mlle R..., à Wimereux* ».

Je déchire une grande feuille du bloc sur lequel nous écrivons, je réfléchis un moment, puis j'écris, toute seule, cette fois, le mot : « Rêves » (1).

Une des lumières disparaît, selon ce que dit Mme T..., et je continue, sans aucun succès, comme à l'ordinaire, à tâcher de voir celle qui reste et qui répond à mes questions par des signes approbatifs ou négatifs que me transmet Mme T...

Le dimanche matin arrive de Wimereux une grosse lettre contenant les feuilles sur lesquelles je lis la communication suivante :

« *Vous vous impatientez, Mlle R... ; il fallait bien que j'aille d'abord préparer mon expérience. Attendez.*

« *Maintenant, je suis très occupé ; ne me faites pas de questions. Quand je serai prêt, je partirai.*

---

(1) Je déclare, de la façon la plus positive, que Mme T... a passé dans une pièce non adjacente au cabinet des séances tout le temps pendant lequel j'ai réfléchi au sujet que j'allais choisir, et, ensuite, écrit le mot *Rêves*, et que, quand elle est revenue vers moi, la feuille sur laquelle était écrit ce mot *Rêves*, était enfermée à clef dans mon secrétaire, où *personne* n'a pu la voir jusqu'à l'arrivée de la lettre de Wimereux contenant la communication sur ce sujet. Est-il besoin d'ajouter que je n'ai mis qui que ce fût au courant de cette expérience, avant sa réalisation ?

(Note de Mme de W...)

(Quelques boucles, puis :)

« *Chère amie, je ne vous dirai pas à quoi rêvent les jeunes filles... cela ne vous intéresserait pas du tout, et, d'ailleurs, Musset l'a dit avant moi d'une littérature un peu mièvre, comme il convenait alors. Seulement, je pourrai vous apprendre ceci : c'est que, lorsque vous fermez les yeux, vers minuit et plus, vous prenez le train pour un pays plus ou moins enchanté, suivant les cas.*

« *L'un de nous vous tend la main pour vous aider à franchir le marchepied fluidique qui vous fait passer de l'état conscient à celui de rêve, et nous faisons notre possible pour que vous traversiez rapidement les nuages qui pourraient ne pas vous plaire.*

« *Nous vous amenons ainsi vers nous, dans des régions dont, hélas ! pour vous le souvenir s'efface promptement.*

« *Mais ne regrettez pas trop cette lacune. Les rêves dont on se souvient ne sont bons que pour des natures moins impressionnables que la vôtre, car le souvenir des beautés entrevues dans notre séjour vous rendrait la vie terrestre encore plus haïssable, et si, déjà, vous vous levez si souvent triste et découragée, c'est qu'au fond de vous-même subsiste le souvenir inconscient d'un pays enchanteur, qui s'est effacé avec les ombres de la nuit.*

« *Chère amie, je crois, ma parole, que votre Roudolphe devient littéraire à la mode terrestre, mais sur un mode astral.*

« *Oui, c'est moi tout seul qui ai tourné cela, puisque Charles est près de vous.*

« *Voilà pour répondre à votre pensée quand vous lirez ma calligraphie clairsemée et élargie, le graphisme d'un Esprit qui n'a plus d'économies à faire, pas même celle du papier que Mlle R... veut que j'épargne.*

« *Au revoir.* « Roudolphe. »

Le 9 septembre, Mme T... me dit en commençant la séance obscure : « Les lumières sont là toutes les deux, mais l'une d'elles va et vient, rapide comme un éclair, et une troisième lumière est à Wimereux, près de Mlle R... qui écrit. »

Mme T... voit des lettres défiler devant elle et elle les copie. Nous avons : « S u f f r a g e t t e s E m i l i e », puis elle écrit : *Posez question sur le sujet — j'irai la transmettre...* »

J'écris, moi, sur une feuille blanche : « Approuves-tu, Emilie, ce que font, en Angleterre, celles dont on accole le nom au tien ? »

Les allées et venues de la deuxième lumière continuent, dit Mme T..., mais plus rien ne se produit.

Le lendemain arrive de Wimereux une longue et admirable communication de mon amie Emilie qui vient dire, avec l'écriture parfaitement reconnaissable qu'elle avait de son vivant, combien elle déplore que les suffragettes de Londres fassent ainsi fausse route.

Le 12 septembre, la deuxième lumière part comme d'habitude ; mais Mme T... me dit très vite : « La villa de Wimereux est toute obscure. Mlle R... n'y est pas! » Puis, un instant après : « Mlle R... part en chemin de fer, avec trois dames, d'un petit village éloigné de Wimereux, pour rentrer chez elle. Elle n'écrira pas ce soir ».

Le lendemain, Mlle R... explique qu'elle a dû aller assister à un baptême au loin, mais qu'on devait prendre, pour revenir, un train arrivant à Wimereux à 5 heures et demie. Il n'y avait donc pas lieu de nous prévenir. Elle avait manqué ce train et pris un train de nuit.

Le 16 septembre, Mme T... signale des allées et venues aussi nombreuses que rapides de la deuxième lumière, et sent qu'on va la faire écrire.

Elle met trois phrases absolument incohérentes :

1° *Sages comme un couvent de jeunes filles*... (Long **arrêt.**)

2° *Leurs grands yeux si doux se sont faits à voir passer*... (**Arrêt.**)

3° *La moderne courtisane dont les yeux*... (Plus rien.)

Nous allons nous coucher, peu enthousiasmées et ne pouvant guère deviner à quoi se rapporteront ces trois groupes de mots. Mais, le lendemain, partent, de Wimereux, les grandes feuilles écrites par Mlle R..., exactement à l'heure même où écrivait Mme T..., et sur lesquelles nous lisons :

« *Chère amie, nous allons faire aujourd'hui une petite conversation à distance.*

« *J'ai renforcé ma pile fluidique et, comme un Esprit est chose légère, je vais faire quelques allées et venues sur ce réseau impalpable beaucoup plus rapide que les réseaux de chemins de fer.*

« *Excusez cette petite plaisanterie — votre Roudolphe a besoin de se signer.*

« *Attention, Mme T... :*

LES BICHES DU BOIS

« *Avez-vous parfois rencontré, chère amie, en vous promenant dans les fourrés, les biches qui y vivent et circulent à travers la feuillée, tantôt....* (**Arrêt**) .... *bien élevées, tantôt comme un troupeau bondissant et apeuré, le plus gracieux et le plus séduisant? Vous êtes-vous jamais demandé ce que pensaient ces jolies bêtes et ce qu'elles deviendraient plus tard? Loin de moi la pensée de leur tracer un horoscope dont elles se soucient, du reste, fort peu, mais il me semble que leur mentalité doit être assez différente de celle qui anime les biches des forêts....* (**Arrêt**) .....*d'étranges voitures courant sans le secours des jambes animales, et, dans ces voitures ou le long des sentiers plus ou moins fréquentés, elles ont contemplé des femmes avec de longs yeux comme les leurs, des femmes fines et élégantes. Qui nous dira jamais si....* (**Arrêt**) ....

s'agrandissent démesurément sous le coup du crayon, n'est pas une biche du Bois en mal de souvenir ?

« *Chère amie, j'ai eu un peu de peine parce que Mlle R... cherchait à comprendre, mais je crois avoir quand même réussi ce petit conte bébête.*

« *Bonsoir tendrement.*

« ROUDOLPHE. »

Avec les trois phrases de Mme T..., ce petit conte bébête est ceci :

« *Avez-vous parfois rencontré, en vous promenant dans les fourrés, les biches qui y vivent et circulent à travers la feuillée, tantôt / sages comme un couvent de jeunes filles / bien élevées, tantôt comme un troupeau bondissant et apeuré, le plus gracieux et le plus séduisant ? Vous êtes-vous jamais demandé ce que pensaient ces jolies bêtes et ce qu'elles deviendraient plus tard ? Loin de moi la pensée de leur tracer un horoscope dont elles se soucient, du reste, fort peu, mais il me semble que leur mentalité doit être assez différente de celle qui anime les biches des forêts. / Leurs grands yeux si doux se sont faits à voir passer / d'étranges voitures courant sans le secours des jambes animales et, dans ces voitures ou le long des sentiers plus ou moins fréquentés, elles ont contemplé des femmes avec de longs yeux comme les leurs, des femmes fines et élégantes. Qui nous dira jamais si / la moderne courtisane dont les yeux / s'agrandissent démesurément sous le coup du crayon, n'est pas une biche du Bois en mal de souvenir ?*

Ici se terminent les expériences de Wimereux. Elles ne sont que suspendues et seront reprises l'été prochain.

Tel est le récit de Mme de W... Ce récit appelle maints commentaires.

Pour aborder avec fruit la délicate question explicative, il importe de bien faire ressortir un certain nombre de détails très remarquables, dans la genèse et l'exécution des faits.

On peut, pour plus de clarté, diviser ces faits en deux catégories : les uns sont des phénomènes de vision à distance, hors de la portée des sens, c'est-à-dire de *clairvoyance* ; les autres sont *des correspondances croisées et des correspondances simultanées.*

1° Phénomènes de clairvoyance

A) Dans la séance du 8 août, Mme T... décrit exactement la villa de Mlle R... au bord de la mer, villa qu'elle ne connaissait pas. Elle décrit la chambre où se trouve Mlle R... qu'elle voit en train d'écrire.

B) Dans la séance du 15 août, Mme T..., à sa grande surprise, voit la chambre de Mlle R... plongée dans l'obscurité, et le médium, au lieu d'être en séance, jouant du piano et faisant danser des jeunes gens et des jeunes filles dans la pièce du dessous fortement éclairée.

C) Dans la séance du 22 août, Mme T.., voit Mlle R... en séance, les cheveux défaits et souffrant d'un violent mal de tête.

D) Le 26 août, Mme T... annonce que Mlle R... a changé inopinément de chambre.

E) Enfin, le 12 septembre, Mme T... voit Mlle R... dans une gare de chemin de fer au lieu d'être dans sa chambre, pour la séance prévue.

Ces faits de voyance sont très remarquables. *Presque tous étaient inattendus et totalement imprévus.* Ils sont d'une netteté et d'une précision telles qu'elles éliminent absolument l'hypothèse de simples coïncidences.

J'ajoute, sans toutefois y insister, que ces faits, vérifiés exacts, donnent une certaine valeur aux visions des lumières que Mme T... décrit allant et venant entre elle et Mlle R... pendant les séances, visions qui ne peuvent être contrôlées, mais dont la nature n'est peut-être pas simplement subjective.

Du côté de Mlle R..., le phénomène de voyance n'existe pas. Elle ignore totalement ce qui se passe à Paris pendant les séances.

Cependant, dans la séance du 12 août, se produisit un phénomène de répercussion extrêmement important à signaler. Comme Mme T... était prise d'un violent accent de toux, dû à la respiration d'une poudre insecticide saupoudrant ses vêtements, Roudolphe fait écrire à Mlle R..., au milieu de la communication commencée : « Mme T..., ne toussez donc pas comme cela ; vous ébranlez le courant. Rassurez-vous, chère amie, elle n'est pas enrhumée, c'est le poivre de son tiroir, etc. »

2° Correspondances croisées

Les correspondances croisées, qui forment la partie capitale des expériences de Mme de W..., présentent des caractéristiques très frappantes :

A) En premier lieu, *elles sont d'une netteté parfaite.* Rien, dans les expériences anglaises, ne peut leur être comparé à ce point de vue. Elles n'offrent ni symboles mystérieux, ni allusions obscures. Elles sont uniquement composées de récits très simples écrits, partie par Mme T..., partie par Mlle R..., ou par les deux simultanément.

B) Malgré leur simplicité, *les phénomènes sont d'une surprenante variété dans les détails d'exécution.*

Dans la séance du 22 août où fut obtenue la première correspondance croisée, les deux médiums écrivent, chacun de leur côté, automatiquement. Toutes deux ressentent un violent malaise : Mme T...

sent sa main comme morte et n'a aucune conscience de ce qu'elle écrit, en pleine obscurité. Mlle R... accuse un fort mal de tête, se trouve fatiguée après la séance, et passe une nuit d'insomnie complète.

Le message de Roudolphe, portant sur la méthode qu'il emploie pour réussir l'expérience, se trouve écrit, partie par Mme T..., partie par Mlle R... Autant qu'on peut l'affirmer, à défaut d'un chronométrage rigoureux qui a manqué, les deux médiums ont écrit alternativement, l'une pendant les arrêts de l'autre. Les phrases de Mme T..., absolument incompréhensibles isolément, s'adaptent parfaitement aux intervalles laissés dans la communication de Mlle R... Le succès est donc complet.

A noter que le message, en apparence incohérent de Mme T..., se terminait par ce post-scriptum : « Conservez ces lignes soigneusement. »

Dans la séance du 2 septembre, le procédé employé est différent. Il ne s'agit pas à proprement parler d'une correspondance croisée, mais d'une correspondance simultanée : Mlle R... écrit d'abord, sous l'influence de Roudolphe, cette singulière injonction adressée à Mme T... : « Allons, Mme T..., venez et tâchez de lire ce que j'écris ; je vais aller très lentement. » Puis Mlle R... écrit la communication sur l'air du pays natal, non plus couramment, mais en lettres toutes séparées les unes des autres.

En même temps, Mme T... déclare qu'on ne la fait pas écrire, mais qu'elle voit des lettres passer comme dans un cinéma et qu'elle va les copier. Elle copie, en effet, lettre par lettre, ce qu'écrit en ce moment, à Wimereux, Mlle R...

Dans la séance du 5 septembre, Roudolphe inaugure encore une nouvelle méthode.

Il prie Mme de W... d'indiquer un sujet quelconque, se chargeant de faire écrire une communication sur ce sujet par Mlle R... Mme de W..., interloquée, réfléchit un instant et écrit, de sa seule initiative et sans rien dire à Mme T..., le mot « Rêves » sur une feuille de papier. Et, en effet, immédiatement, Mlle R..., à Wimereux, se met à écrire un long message sur les rêves.

La séance du 9 septembre est encore différente. Elle est marquée par la manifestation d'une nouvelle personnalité médianimique, Emilie.

Mme T... décrit trois lumières au lieu des deux lumières habituelles ; puis elle voit défiler devant elle la phrase suivante qu'elle copie : « Suffragettes Emilie ». Enfin, elle écrit automatiquement : « Posez une question sur le sujet, j'irai la transmettre ». Mme de W... pose alors la question suivante : « Approuves-tu, Emilie, ce que font, en Angleterre, celles dont on accole le nom au tien ? »

Et Mlle R... écrit effectivement une longue communication, signée Emilie, réprouvant les excès des suffragettes. A noter que l'écriture de la communication diffère complètement de l'écriture de Roudolphe et ressemble absolument, dit Mme de W..., à celle de son amie décédée.

Enfin, le 16 septembre, Roudolphe transmet aux deux médiums une longue correspondance croisée. C'est le récit sur les biches du Bois, écrit dans la même séance, partie par Mme T..., partie par Mlle R...

A noter cette remarque terminale de Roudolphe : « Chère amie, j'ai eu un peu de peine parce que Mlle R... cherchait à comprendre, mais je crois avoir réussi quand même ce petit conte bébête ». On remarquera aussi combien les phrases écrites par Mme T... sont judicieusement choisies pour rendre incompréhensibles les deux messages isolés.

Je m'excuse, mesdames et messieurs, d'avoir un peu longtemps retenu votre attention par ces détails ; mais ils présentent une réelle importance au point de vue théorique et explicatif que nous allons envisager maintenant.

Tout d'abord, il est une question qu'il faut aborder immédiatement et sans hésiter : c'est celle d'une fraude possible, d'une machination concertée entre les médiums.

Cette objection, je me la suis faite, naturellement, comme, naturellement aussi, elle s'est présentée à votre pensée. Nous allons la discuter librement et sans craindre de blesser la susceptibilité des personnes en cause : elles connaissent les rigueurs pénibles de la méthode scientifique et savent combien la crainte de la fraude joue un rôle capital dans les préoccupations des psychistes.

Dans les expériences que je viens de relater, l'hypothèse de la fraude doit, à mon avis, être écartée pour les raisons suivantes :

La première est la raison morale. Les médiums sont d'une parfaite honorabilité. Si elles n'ont pu, pour des raisons personnelles, très légitimes, m'autoriser à donner publiquement leurs noms, elles m'ont du moins permis de le confier individuellement à tous ceux d'entre vous qui le désireraient.

Je sais ce qu'on va m'objecter : cette raison n'a pas grande valeur dans la phénoménologie métapsychique où les fraudes inconscientes ou semi-conscientes sont si fréquentes, et où le libre arbitre du médium est généralement annihilé en même temps que sa volonté. Je répondrai simplement que, dans les expériences de Mme de W..., on ne saurait admettre cette annihilation du libre arbitre des médiums.

La fraude ne serait plus une fraude plus ou moins inconsciente, ce serait une tromperie préméditée, étudiée, longuement et minutieusement préparée. La réussite truquée des phénomènes eût exigé, en outre, une collusion permanente, pratiquement très difficile, entre les deux médiums.

Ce n'est pas tout : les incidents multiples et imprévus, tels que celui du bal improvisé, du changement de chambre de Mlle R..., du chemin de fer manqué, de l'accès de toux de Mme T..., etc., rendent invraisemblable l'hypothèse de la collusion(1). Pour préparer ou exploiter ces incidents, il eût fallu du moins, aux deux médiums, non seulement une habileté prodigieuse, mais aussi un esprit de tromperie vraiment infernal.

Deuxième raison :

Les correspondances croisées, dans les observations de Mme de W..., revêtent un caractère d'imprévu, de spontanéité et de variété qui exclut l'idée d'une fraude préparée à l'avance.

Il n'était ni dans l'esprit de Mme de W... ni dans l'esprit des médiums d'obtenir ce phénomène.

La première communication de Roudolphe ne pro-

---

(1) La collusion entre les médiums était théoriquement possible par télégraphe ou téléphone, mais, pratiquement, elle eût été vraiment difficile :

Mme T... demeurait momentanément chez moi, y couchait et n'en sortait que le lendemain des séances, le plus souvent après deux heures de l'après-midi, jamais avant onze heures du matin D'autre part, Mlle R... ne mettait jamais ses lettres, recommandées, à la poste de Wimereux, après trois heures de l'après-midi. Le temps matériel restant aux médiums pour communiquer entre elles était, dans les cas les plus favorables, extrêmement court et, presque toujours, insuffisant.

D'ailleurs, dans l'expérience du mot Rêves, aucun télégraphe ni téléphone n'a pu servir à rien, puisque Mme T... n'a pas connu le mot indiqué par Mme de W...

(*Note de Mme de W...*)

mettait que des faits de voyance et, effectivement, il n'y eut que des faits de voyance dans les premières séances. La première correspondance croisée fut tellement inattendue que Mme de W... aurait déchiré immédiatement le papier contenant les phrases incompréhensibles écrites par Mme T..., sans l'avertissement terminal : « Gardez ces lignes soigneusement ».

En ce qui concerne la variété, variété que nous avons vue si remarquable dans les modes de correspondances croisées, elle est également contraire à l'hypothèse de la fraude *parce qu'elle aurait vraiment trop compliqué cette fraude.* En cas de machination concertée d'avance entre les médiums, *il eût pu y avoir facilement diversité dans les messages, mais difficilement diversité dans leurs modes de production.*

Bien d'autres détails tendent à prouver la bonne foi des médiums. Par exemple, la phrase terminale relative à la dernière correspondance croisée : « J'ai eu un peu de peine parce que Mlle R... cherchait à comprendre, etc., » ne semblera guère, pour tous ceux qui connaissent la phénoménologie métapsychique, le produit d'une supercherie; on sait combien l'attention des expérimentateurs rend difficile la production des phénomènes.

Mais voici une troisième raison, à mon avis, décisive :

Dans un cas très précis, un message fut transmis

tout à fait en dehors de Mme T..., ce qui exclut naturellement l'hypothèse de la collusion. Je veux parler du message sur les rêves, écrit par Mlle R... et demandé inopinément à Roudolphe par Mme de W... seule.

Pour expliquer ce fait par la fraude, la connivence des médiums ne suffirait pas ; il faudrait admettre aussi la complicité de Mme de W..., ce qui est absurde et équivaudrait à déclarer systématiquement caduc tout témoignage humain dans le domaine du métapsychisme. (*Applaudissements.*)

Au témoignage de Mme de W..., j'aurais voulu ajouter mon témoignage personnel. Des circonstances indépendantes de ma volonté ne m'ont pas permis de tenter, en temps utile, les expériences que je projetais et j'ai dû remettre ces expériences à plus tard.

Je ne suis donc, dans les circonstances présentes, qu'un simple narrateur. Toutefois, ai-je besoin de vous le dire ? je ne me serais pas permis de vous présenter des faits aussi étranges si je n'avais pas eu la conviction, non pas sentimentale, mais raisonnée, de leur authenticité.

Sans doute, je puis me tromper et je puis être trompé; je m'attends à voir formuler, malgré les arguments que je viens de développer, l'objection inévitable de la fraude ; mais j'aurais considéré comme une lâcheté de ma part de reculer devant les accusations qu'en toute conscience et après mûres réflexions, je crois absolument injustifiables. *(Applaudissements.)*

J'arrive enfin à la question la plus délicate : celle de l'interprétation.

Je vous demanderai la permission d'être très prudent et très bref. A vrai dire, j'exposerai la question plutôt que je ne chercherai à la résoudre.

Que constatons-nous dans ces expériences ?

Un fait primordial, fait dont les conséquences philosophiques peuvent être discutées, mais fait qui s'impose à l'attention. Ce fait est le suivant : *Tout se passe, dans les correspondances croisées, comme si une intelligence autonome, indépendante des médiums et des expérimentateurs, avait pris l'initiative des expériences, les avait préparées, dirigées et réussies.*

Qu'on réfléchisse bien à ce qui précède, et l'on verra cette constatation s'imposer irrésistiblement.

Est-ce à dire qu'elle ne puisse être illusoire ? Non. L'action télépathique ne saurait de toute évidence être écartée sans réserve, pour la bonne raison que nous ne savons pas, que nous ne pouvons pas délimiter rigoureusement le domaine de la télépathie.

Toutefois, cette hypothèse soulève, dans le cas présent, de sérieuses difficultés.

Faisons remarquer tout d'abord que les deux médiums n'avaient jamais expérimenté ensemble auparavant, et que leurs relations, purement mondaines, ne comportent pas une particulière sympathie. Cela ne suffit évidemment pas à exclure l'hypothèse télépathique.

Mais voici qui est beaucoup plus grave. Cette hypothèse, qui paraît si simple, impose, dans le cas présent, des complications excessives. Essayons d'analyser pratiquement l'action télépathique supposée réelle.

La télépathie implique, on le sait, deux agents : l'un actif, l'autre passif, l'un transmetteur ou plutôt émetteur, si on peut se permettre ce néologisme, l'autre récepteur. Comment seraient répartis les rôles dans les expériences de Wimereux ?

Dans les cas où Mme T... décrit des incidents inattendus ou des scènes imprévues relatifs à Mlle R..., il faudrait admettre une action télépathique de Mlle R... à Mme T... Mlle R... serait l'agent actif, Mme T... serait le récepteur passif. Soit.

Mais, dans le cas où Mlle R... écrit automatiquement : « Mme T..., ne toussez pas tant, etc. », les rôles sont renversés. C'est Mme T... qui serait l'agent transmetteur et Mlle R... l'agent récepteur.

Dans les cas de communications croisées ou simultanées, il est logiquement impossible d'attribuer le rôle actif à l'un ou à l'autre des médiums. Tous deux ignoraient l'idée, la nature, le contenu des messages qu'ils écrivaient, tous deux étaient incapables d'en comprendre isolément le sens ou le but ; *ils se com-*

portaient littéralement comme deux machines actionnées par une direction unique et une intelligence indépendante.

De plus, il ne saurait s'agir dans ces cas de simples répercussions télépathiques. Le phénomène implique une initiative, une initiative voulue et délibérément active. A qui appartient cette initiative ? Est-ce au « moi second » de Mme T..., est-ce au « moi second » de Mlle R... ? La question ainsi posée est absolument insoluble.

On peut, il est vrai, élargir l'hypothèse et admettre que le rôle actif n'appartient ni à l'un, ni à l'autre des médiums, mais bien à Mme de W... Ce serait le « moi second » de Mme de W... qui jouerait le rôle de Roudolphe.

Mais là encore nous nous heurtons à de grandes difficultés. Tout d'abord cette solution n'expliquerait pas les faits de voyance de Mme T... qui devraient être mis à part. Puis, Mme de W... n'est pas médium ; elle se trouve dans un état tout à fait normal pendant les séances, et on ne voit pas bien comment elle pourrait, sans sortir de son état normal, se dédoubler ainsi.

Prenons, par exemple, le cas du message sur les Rêves et analysons ce qui se passerait. D'abord, le « moi second » de Mme de W..., représenté par la personnalité Roudolphe, vient demander au « moi conscient » de Mme de W... de désigner un sujet à faire traiter par Mlle R... Le « moi conscient » désigne le sujet : Rêves. Immédiatement le « moi second » va dicter le message à Wimereux. Mme de W... serait ainsi, sans sortir, je le répète, de son état normal, *l'auteur volontaire du sujet du message et l'auteur involontaire du message lui-même ; elle aurait agi dans le même temps consciemment à Paris et inconsciemment à Wimereux.* C'est absolument invraisemblable. On pourrait argumenter de même pour le message signé Emilie.

On voit toutes les difficultés de l'hypothèse télépathique. Veut-on la maintenir coûte que coûte ? On se voit alors entraîné bon gré mal gré à des théories encore plus compliquées.

On pourrait soutenir, par exemple, que les personnalités médianimiques en jeu sont des créations collectives dues à la collaboration psychique inconsciente de Mme de W... et des médiums. Cela expliquerait peut-être les répercussions télépathiques complexes et variées dont nous avons parlé. Ces personnalités seraient bien, en fait, indépendantes et autonomes, mais leur indépendance et leur autonomie seraient éphémères comme leur existence même ; elles ne dureraient que le temps des expériences.

Malheureusement pour cette théorie extraordinaire, elle se heurte à de graves objections. En premier lieu, il n'existe aucune preuve de la possibilité même de ces créations psychiques. De plus, l'hypothèse est au moins aussi révolutionnaire, aussi contraire à la psycho-physiologie classique que la théorie spirite.

Enfin, cette dernière a du moins en sa faveur les faits d'identification post-mortem si nombreux et si troublants.

Restent les théories occultistes ou similaires qui verraient dans les personnalités médianimiques des êtres à part, en dehors de l'humanité vivante ou posthume, des génies, des anges ou des démons, des élémentals, etc... Ces théories se heurtent aux mêmes objections que la précédente, encore aggravées ; à mon avis, elles ne méritent vraiment pas d'être discutées.

En résumé, de toutes les hypothèses explicatives, celle que donnent les personnalités elles-mêmes, c'est-à-dire la théorie spirite, est la plus simple, la plus claire, la plus immédiatement attrayante. Mais cela ne prouve pas qu'elle soit vraie.

L'hypothèse télépathique se trouve être, à l'analyse rigoureuse, la plus difficile, la plus compliquée, la plus obscure, la moins satisfaisante. Mais cela ne prouve pas qu'elle soit fausse.

L'hypothèse d'une véritable création subconsciente est la plus étrange, la plus arbitraire. Mais cela ne veut pas dire qu'elle puisse être écartée d'emblée.

Que conclurez-vous donc, me demanderez-vous?

Ce que je conclurai, c'est simplement qu'en tout état de cause, les expériences de Wimereux constituent des documents métapsychiques de valeur exceptionnelle, qu'elles remettent au premier plan les questions de correspondances croisées tombées dans un véritable discrédit.

Quant à l'interprétation immédiate à tirer de ces expériences, je crois tout à fait superflu d'indiquer une préférence personnelle. Cette interprétation ne saurait d'ailleurs, pour le moment et dans l'état actuel de notre connaissance, être donnée avec un caractère suffisant de certitude.

Peu importe, à mon avis. Plus que jamais je crois que l'explication isolée d'un fait ou d'un groupe de faits dans le domaine métapsychique est chose secondaire et presque toujours illusoire. Plus que jamais je crois à la nécessité d'une interprétation synthétique et globale, la seule logique, la seule pleinement satisfaisante, la seule philosophiquement concevable. Plus que jamais, je crois que cette interprétation synthétique ne peut être que profondément et irréfutablement idéaliste. *(Vifs applaudissements.)*

Paris, Imp. E. Roussel, 20, rue Gerbert.

www.ingramcontent.com/pod-product-compliance
Lightning Source LLC
LaVergne TN
LVHW012012160826
845678LV00002B/786

* 9 7 8 2 3 2 9 6 6 6 1 7 4 *